Tratamientos Naturales
para
Enfermedades Cardíacas

A través de Hierbas Medicinales Alcalinas y Dietas, que Incrementan la Inmunidad; Desintoxicación y Prevención Infecciones y Paro Cardiaco

Esther Gbemy

Derechos de Autor © 2023

Tabla de Contenido

Introducción

El corazón es un órgano muscular que extrae sangre desoxigenada de todas las áreas del cuerpo, la transporta a los pulmones para eliminar el dióxido de carbono de la sangre y, posteriormente, agregar oxígeno a la sangre mediante la respiración de aire fresco en los alrededores. Después de lo cual, la sangre se transporta desde los pulmones de regreso al corazón y la distribuye a todas las partes del cuerpo.

El corazón está ubicado justo debajo del esternón, o esternón, que se une a las costillas en el centro. Pesa alrededor de 300 gramos (media libra) y tiene aproximadamente el tamaño de un puño.

El corazón de un adulto late entre 60 y 80 veces por minuto, pero el corazón de un recién nacido late entre 70 y 190 veces por minuto, más rápido que el corazón de un adulto.

El pericardio encierra el corazón, que tiene una forma ligeramente cónica. Con un tercio a la derecha y dos tercios a la izquierda de la línea media, se coloca posterior al cuerpo del esternón. El corazón pesa 310 g (para hombres) y 255 g (para mujeres).

El centro del pecho es donde se encuentra el corazón, y se inclina ligeramente hacia la izquierda. La sangre se bombea a cada región del cuerpo con cada latido del corazón. Todos los días, su corazón late alrededor de 100.000 veces, lo que equivale a unos 3.000 millones de latidos en toda la vida.

Cualquier cosa por debajo de esto causa problemas en el corazón, que se consideran enfermedades del corazón. La enfermedad cardíaca es el principal factor único que conduce a la muerte en todo el mundo. La enfermedad cardíaca en todas sus formas es un problema crucial de vida o muerte. En lugar de ser una enfermedad, es una colección de enfermedades y traumatismos en el sistema cardiovascular (el corazón y los vasos sanguíneos).

En todo el mundo, la enfermedad cardiovascular (ECV) es un factor clave en la discapacidad y la mortalidad temprana. La aterosclerosis es la enfermedad subyacente, que tarda años en desarrollarse y, a menudo, está avanzada cuando aparecen los síntomas, generalmente en la mediana edad. Los ataques cardíacos y los accidentes cerebrovasculares son episodios cerebrovasculares agudos e inesperados que generalmente provocan la muerte antes de que se pueda ofrecer atención médica.

Tanto en aquellos con enfermedades cardiovasculares preexistentes como en aquellos que tienen un alto riesgo cardiovascular debido a uno o más factores de riesgo, la reducción de los factores de riesgo puede reducir los eventos clínicos y la mortalidad prematura. Con mayor frecuencia, son afecciones que afectan el corazón y las arterias sanguíneas del corazón y el cerebro.

Un destacado cardiólogo afirma que cuando una persona tiene 35 años, la mayoría de las personas que desarrollarán una forma de enfermedad cardiovascular ya tienen las primeras etapas de la enfermedad. Las enfermedades cardiovasculares suelen afectar a las personas en sus últimos años (con un aumento brusco de la incidencia después del rango de edad de 30 a 44 años).

La enfermedad cardíaca se puede prevenir y revertir en gran parte mediante cambios en la dieta y el estilo de vida, y varias hierbas y suplementos pueden ayudar a reducir la probabilidad de desarrollar una enfermedad cardíaca y curar los problemas existentes.

La causa principal de la mayoría de las enfermedades cardíacas, la aterosclerosis, se puede combatir con el uso de varias hierbas y vitaminas. La placa se acumula en las arterias como resultado de la aterosclerosis, lo que impide que la sangre rica en oxígeno llegue al corazón y a otros órganos. Potencialmente podría resultar en la muerte o un ataque al corazón.

Los factores que causan enfermedades del corazón incluyen: presión arterial alta, tabaquismo o exposición al humo de segunda mano, diabetes, colesterol alto... y más.

Existen diferentes métodos tradicionales utilizados en el tratamiento de problemas cardíacos, ya que existen diferentes tipos de problemas cardíacos con diferentes causas.

En el transcurso de la escritura de este libro, le mostraré diferentes métodos, como el uso de hierbas alcalinas terapéuticas, el empleo de fisioterapia, especialmente para pacientes con derrames cerebrales y el consumo de dietas curativas que contienen una cantidad reducida de grasas, colesterol y ácidos.

Estoy seguro de que disfrutará cada parte de este libro.

Capítulo Uno

El Corazón Humano

El corazón es un órgano muscular que extrae sangre desoxigenada de todas las áreas del cuerpo, la transporta a los pulmones para su oxigenación y luego expulsa el oxígeno y el dióxido de carbono. Luego, la sangre se transporta desde los pulmones y se distribuye a todas las partes del cuerpo.

El corazón es un músculo ubicado justo debajo del esternón, o esternón, que une las costillas. Pesa alrededor de 300 gramos (media libra) y tiene aproximadamente el tamaño de un puño.

El corazón de un adulto late entre 60 y 80 veces por minuto, pero el corazón de un recién nacido late entre 70 y 190 veces por minuto, más rápido que el corazón de un adulto.

La sangre viaja a los pulmones, donde absorbe oxígeno, después de salir del lado derecho del corazón. Una vez que ha regresado a su corazón, la sangre rica en oxígeno circula a través de un sistema de arterias a los órganos del cuerpo.

Las venas llevan la sangre de regreso a su corazón, donde luego es empujada a sus pulmones una vez más. Circulación es el término para esta acción.

Las arterias coronarias, una red de vasos sanguíneos en la superficie del corazón, proporcionan al corazón su propio suministro de sangre.

El pericardio encierra el corazón, que tiene una forma ligeramente cónica. Con un tercio a la derecha y dos tercios a la izquierda de la línea media, se coloca posterior al cuerpo del esternón. El corazón pesa 310 g (para hombres) y 255 g (para mujeres).

El pulmón izquierdo y la pleura están ubicados anteriormente, así como el cuerpo del esternón y los cartílagos costales circundantes (vértice).

El esófago, la aorta torácica descendente, las venas ácigos, hemiácigos y el conducto torácico se encuentran en la parte posterior.

Las Capas de las Paredes del Corazón

El pericardio encierra tres capas de la pared del corazón:

- La capa visceral del pericardio seroso forma el epicardio, la capa externa de la pared del corazón.
- Miocardio: el sistema de conducción y el tejido excitable se encuentran en esta capa media muscular de la pared del corazón.
- el Endocardio - la capa central, circunferencial la capa intracardiaca.

Específicamente, las capas subepicárdica y subendocárdica constituyen la mayor parte del tejido cardíaco restante.

La estructura del Corazón en Breve

Los lados derecho e izquierdo del corazón están separados por tabiques y una constricción divide cada mitad del órgano en dos cámaras; la cavidad superior se conoce como aurícula y la cavidad inferior como ventrículo.

En consecuencia, el corazón tiene cuatro cámaras:

- La aurícula derecha.

- La aurícula izquierda.

- El ventrículo derecho.

- El ventrículo Izquierdo.

La secuencia en la que la sangre encuentra las cuatro cámaras y las cuatro válvulas a su paso por el corazón es la que hay que recordar:

La aurícula derecha recibe a cambio la sangre venosa del cuerpo. La sangre se bombea desde la aurícula derecha hacia el ventrículo derecho a través de la válvula tricúspide.

La sangre se bombea desde el ventrículo derecho hacia la arteria pulmonar y luego, a través de la válvula semilunar pulmonar, hacia los pulmones, donde se oxigena.

Las cuatro venas pulmonares transportan sangre desde los pulmones hacia la aurícula izquierda. La sangre se bombea desde la aurícula izquierda hacia el ventrículo izquierdo a través de la válvula bicúspide.

Las Válvulas del Corazón

Cuatro válvulas cardíacas están presentes. Éstas incluyen:

- Válvula pulmonar: El ventrículo derecho y la arteria pulmonar están separados por la válvula pulmonar. Permite que la sangre fluya desde el ventrículo derecho a la arteria pulmonar y luego hacia los pulmones en una sola ruta.

- La aorta: Está situada entre el ventrículo izquierdo y la aorta. Se abre para permitir que la sangre fluya desde el ventrículo izquierdo hacia la aorta en un solo camino.

- La mitral: Está situada entre la aurícula izquierda y el ventrículo izquierdo. Permite que la sangre vaya normalmente de la aurícula al ventrículo en un solo camino.

- La válvula tricúspide: esto hace que la sangre fluya correctamente. Las válvulas solo se abren en una dirección cuando es necesario. Las válvulas deben abrirse por completo y sellarse de forma segura para evitar fugas. La aurícula derecha y el ventrículo derecho están separados por la válvula tricúspide. Permite que la sangre pase de la aurícula derecha al ventrículo derecho en un solo trayecto.

¿Cómo Funciona el Corazón?

Saber cómo funciona el corazón puede ser útil para comprender las causas de la enfermedad cardíaca.

- Hay dos cámaras superiores (aurículas) y dos cámaras inferiores en el corazón (ventrículos).
- Las venas sanguíneas del lado derecho del corazón transportan sangre a los pulmones (arterias pulmonares).
- La sangre absorbe oxígeno en los pulmones antes de regresar al lado izquierdo del corazón a través de las venas pulmonares.
- Luego, la sangre se bombea desde el lado izquierdo del corazón hacia el resto del cuerpo a través de la aorta.

¿Cómo late el Corazón?

Un corazón que late continuamente cicla a través de la contracción y la relajación.

Los ventrículos, las cavidades inferiores del corazón, se contraen fuertemente durante la sístole. Este movimiento impulsa la sangre hacia los pulmones y el resto del cuerpo.

La sangre de las cámaras superiores del corazón llena los ventrículos durante la diástole (aurículas).

El Sistema Eléctrico del Corazón

El circuito eléctrico del corazón lo mantiene latiendo. El intercambio constante de sangre rica en oxígeno con sangre pobre en oxígeno está controlado por los latidos del corazón. Esta transacción te mantiene con vida.

Las cámaras cardíacas inferiores reciben los impulsos a través de canales específicos (ventrículos). Da instrucciones al corazón para que lata.

Descripción General de la Enfermedad Cardiovascular

La enfermedad cardiovascular (ECV) es un problema grave y de vida o muerte, ya que es la principal causa de mortalidad en todo el mundo. El sistema cardiovascular se ve afectado por una serie de enfermedades y traumas que en conjunto se conocen como enfermedad Cardiovascular (el corazón y los vasos sanguíneos).

Con mayor frecuencia, son afecciones que afectan el corazón y las arterias sanguíneas del corazón y el cerebro. Aunque un destacado cardiólogo afirma que cuando una persona tiene 35 años, la mayoría de las personas que desarrollarán un tipo de enfermedad cardiovascular ya tienen las primeras etapas de la enfermedad, es cierto que generalmente afectan a las personas en sus últimos años (con incidencia aumentando dramáticamente después del rango de edad de 30-44).

La aterosclerosis, una acumulación de depósitos de grasa dentro de las arterias y un mayor riesgo de coágulos de sangre generalmente están relacionados con ella.

También puede estar relacionado con el daño arterial en varios órganos, incluidos los riñones, los ojos, el corazón, el cerebro y el corazón.

Una de las principales causas de mortalidad y discapacidad en el Reino Unido es la enfermedad cardiovascular, aunque con frecuencia se puede evitar en gran medida mediante la adopción de un estilo de vida saludable.

El flujo de sangre al corazón, el cerebro u otras regiones del cuerpo puede estar limitado por arterias sanguíneas que se han contraído u obstruido como resultado de una enfermedad cardiovascular.

Síntomas de la Enfermedad Cardiovascular

Los síntomas de la enfermedad cardiovascular son:

- Enfermedad de las arterias coronarias, que afecta los principales canales sanguíneos que suministran sangre, oxígeno y nutrientes al corazón

- Enfermedad cerebrovascular, una condición que afecta las arterias sanguíneas que irrigan el cerebro.

- Enfermedad arterial periférica: una enfermedad que afecta las arterias sanguíneas que irrigan los brazos y las piernas.

- Cardiopatía reumática: la fiebre reumática, provocada por una infección con la bacteria estreptocócica, daña el músculo cardíaco y las válvulas cardíacas.

- Cardiopatía congénita o anomalías congénitas del corazón.

- Embolia pulmonar: Coágulos de sangre que se originan en las venas de las piernas y pueden desprenderse y llegar al corazón y los pulmones.

Los ataques cardíacos y los accidentes cerebrovasculares son enfermedades médicas graves provocadas principalmente por un bloqueo que impide que la sangre llegue al corazón o al cerebro.

La acumulación de depósitos grasos en las paredes internas de las arterias sanguíneas que irrigan el corazón o el cerebro es la causa más frecuente de esta obstrucción. Los accidentes cerebrovasculares también pueden ser el resultado de coágulos de sangre o sangrado de un vaso sanguíneo del cerebro.

En muchos casos, no hay síntomas o indicadores de advertencia de que alguien tiene una enfermedad cardiovascular.

- La primera indicación o síntoma de la afección podría ser un ataque al corazón o un derrame cerebral.

- Dolor en el pecho o malestar en el medio.

- Repulsión.

- Sentirse mareado o desmayarse.

- Las molestias en la espalda o la mandíbula, las náuseas, los vómitos y la dificultad para respirar son más comunes en las mujeres.

- Dolor o malestar en el brazo, el hombro izquierdo, el codo, la mandíbula o la espalda.

- El paciente puede tener problemas para respirar o sentirse sin aliento.

- Transpirar.

Capitulo Dos

Tipos de Enfermedades del Corazón

Como se estableció previamente, los trastornos cardiovasculares forman colectivamente el término "enfermedad cardiovascular".

Estos incluyen aneurisma y disección aórtica, trombosis venosa profunda, enfermedad cardíaca reumática, enfermedad cardíaca congénita, angina, accidente cerebrovascular, enfermedad cardíaca coronaria y otras afecciones cardiovasculares menos prevalentes.

Accidente Cerebrovascular/Ataque Isquémico Trasciente

Cuando se interrumpe una parte del suministro de sangre al cerebro, se produce un accidente cerebrovascular, que puede provocar la muerte o un daño cerebral grave.

Al igual que un accidente cerebrovascular, un ataque isquémico transitorio (también conocido como "mini accidente cerebrovascular") provoca una breve interrupción en el suministro de sangre al cerebro.

El área del cerebro irrigada por una arteria bloqueada o reventada ya no puede recibir el oxígeno entregado por la sangre; como resultado, las células cerebrales sufren daño o mueren (se vuelven necróticas), lo que reduce la funcionalidad de esa área del cerebro. Si un accidente cerebrovascular no se detecta y trata de inmediato, puede provocar la muerte o un daño cerebral duradero.

Los accidentes cerebrovasculares isquémicos y hemorrágicos se dividen en dos grupos principales. La isquemia puede deberse a hipoperfusión sistémica, trombosis (coágulos) o embolia (coágulos u obstrucción en otra parte del cuerpo) (reducción del flujo sanguíneo a todas las partes del cuerpo).

La hemorragia subaracnoidea o intracerebral son dos causas de hemorragia. Los accidentes cerebrovasculares isquémicos representan el 80% de los casos.

Los Signos y Síntomas Primarios
Los principales síntomas del ictus son:

Rostro: Es posible que los labios o el ojo de la persona se hayan caído, que su cara se haya caído de un lado o que no pueda sonreír.

Brazos: debido a la debilidad del brazo o al entumecimiento de un brazo, es posible que la persona no pueda levantar ambos brazos y mantenerlos allí.

Habla: pueden ser incapaces de hablar en absoluto, tener dificultad para hablar o hablar confusamente, o tener problemas para entender lo que les está comunicando.

Otros síntomas incluyen:

- Un dolor de cabeza insoportable sin explicación aparente.

- Pérdida del conocimiento o desmayo.

- Entumecimiento, a menudo en un lado del cuerpo, en la cara, el brazo o la pierna.

- Debilidad en la cara, los brazos o las piernas que ocurre repentinamente, con mayor frecuencia en un lado del cuerpo.

- Dificultad para usar uno o ambos ojos para ver.

- Dificultad para caminar, mareos, pérdida del equilibrio o falta de coordinación.

¿Qué Causa El Accidente Cerebrovascular?

Como todos los órganos, el cerebro depende del suministro de nutrientes y oxígeno de la sangre para funcionar con eficacia. Las células del cerebro comienzan a morir si el suministro de sangre se reduce o se interrumpe.

Esto puede resultar en daño cerebral, incapacidad o incluso la muerte.

Los accidentes cerebrovasculares tienen dos causas básicas:

Isquémico: el 85% de los casos son isquémicos, en los que el flujo sanguíneo se ve interrumpido por un coágulo de sangre.

Hemorrágico: esto es cuando una arteria cerebral que está débil se revienta.

¿Qué Causa el Ataque Isquémico Transitorio (AIT)?

Una de las arterias sanguíneas que transportan sangre rica en oxígeno al cerebro se bloquea durante un AIT.

Aunque las burbujas de aire o las partículas de material graso pueden potencialmente causar esta obstrucción, la causa más común es un coágulo de sangre que se desarrolló en otra parte de su cuerpo y viajó a las venas sanguíneas que irrigan el cerebro.

Su riesgo de sufrir un AIT puede aumentar debido a ciertos factores, como:

- Diabético.
- Fumar.
- Presión Arterial Alta (Hipertensión).
- Latidos cardíacos irregulares frecuentes.
- Obesidad.
- Altos niveles de colesterol
- Consumir grandes cantidades de alcohol.

Las condiciones que aumentan el riesgo de sufrir un derrame cerebral son:

- Colesterol alto.

- Hipertensión.

- Diabetes.

- Latidos irregulares del corazón.

Trombosis Venosa Profunda

Un coágulo de sangre (trombo) que se forma en una vena profunda, generalmente en la parte inferior de la pierna, se conoce como trombosis venosa profunda (TVP). Las molestias en las piernas y sus probables consecuencias son dos efectos de la trombosis venosa profunda.

En el Reino Unido, 1-3 de cada 1000 personas experimentan Trombosis Venosa Profunda. Aunque puede ocurrir en cualquier lugar, incluido el brazo, una trombosis venosa profunda a menudo se origina en una vena profunda de la pierna.

Los músculos están alrededor de las venas profundas, que pasan por la mitad de la pierna. Los coágulos de sangre que se desarrollan en un conjunto distinto de venas debajo de la piel (conocidas como venas superficiales) son diferentes de la trombosis venosa profunda. Estos coágulos de sangre menos peligrosos se conocen como tromboflebitis superficial.

Aunque la trombosis venosa profunda rara vez conduce a más problemas, la embolia pulmonar (EP) y el síndrome postrombótico son dos posibles efectos secundarios. La embolia pulmonar se produce cuando un fragmento del coágulo de sangre se separa, viaja a través de la circulación y se atasca en los pulmones, bloqueando el flujo de sangre.

Esto puede ocurrir horas, días o incluso más tiempo después de que se haya formado el coágulo en las venas de las piernas. La dificultad para respirar y las molestias en el pecho son posibles efectos secundarios.

Una trombosis venosa profunda puede dañar las válvulas de una vena, lo que hace que la sangre se acumule en la parte inferior de la pierna en lugar de fluir hacia arriba, lo que se conoce como síndrome postrombótico. De esto pueden surgir úlceras en las piernas, dolor y edema.

Enfermedad Coronaria

La acumulación de placas ateromatosas en el interior de las paredes de las arterias que irrigan el miocardio provoca la cardiopatía coronaria, también conocida como arteriopatía coronaria y cardiopatía aterosclerótica (el músculo del corazón).

La mayoría de las personas con enfermedad coronaria no presenta ningún síntoma o indicación de la afección durante décadas a medida que la enfermedad avanza antes de que aparezcan los primeros signos y síntomas, que con frecuencia son un ataque cardíaco "repentino".

Después de décadas de desarrollo, algunas de estas placas ateromatosas pueden romperse y comenzar a restringir el flujo de sangre al músculo cardíaco junto con la activación del mecanismo de coagulación de la sangre. La enfermedad es la causa más frecuente de muerte inesperada.

La enfermedad coronaria puede resultar en lo siguiente:

- Angina (dolor en el pecho).
- Infarto de miocardio.

- Insuficiencia cardiaca.

Causas de la Enfermedad Coronaria

La condición conocida como enfermedad cardíaca coronaria es lo que ocurre cuando una acumulación de sustancias grasas en las arterias coronarias impide o interrumpe el flujo sanguíneo del corazón.

Las paredes de sus arterias eventualmente pueden desarrollar depósitos de grasa en ellas. Los depósitos de grasa se denominan ateroma y el proceso se conoce como aterosclerosis.

Las opciones de estilo de vida como fumar y beber alcohol en exceso de forma regular pueden provocar aterosclerosis.

Además, tener enfermedades como diabetes, hipertensión o colesterol alto aumenta la probabilidad de desarrollar aterosclerosis.

Síntomas de la Enfermedad Coronaria

- Dificultad para respirar.
- Dolor en todo el cuerpo.

- Mareos.

- Sentirse enfermo (náuseas).

- Angina (dolor en el pecho).

Sin embargo, no todos presentan los mismos síntomas, y algunas personas pueden no mostrar ningún síntoma antes del descubrimiento de la enfermedad coronaria.

Enfermedad Arterial Periférica

Cuando las arterias que van a las extremidades, generalmente las piernas, se bloquean, se desarrolla la enfermedad arterial periférica. Por lo general, los depósitos de grasa se acumulan en las arterias e impiden el flujo de sangre a las piernas. Otros nombres para esto incluyen enfermedad vascular periférica.

Esto puede provocar: pérdida de cabello en las piernas y los pies, entumecimiento o parálisis en las piernas, o calambres dolor en las piernas que empeora al caminar y mejora con el reposo úlceras recurrentes en las piernas y los pies (llagas abiertas).

Causas de la Enfermedad Arterial Periférica

Las causas de la enfermedad arterial periférica son:

Al ser una enfermedad de los vasos sanguíneos, la enfermedad arterial periférica es un tipo de enfermedad cardiovascular.

Por lo general, es provocada por una acumulación de depósitos de grasa en las paredes de las arterias de las piernas. El colesterol y otros productos de desecho forman los depósitos de grasa o ateroma.

El flujo de sangre a las piernas se ve obstaculizado por el estrechamiento de las arterias causado por la acumulación de depósitos de grasa en las paredes de las arterias. La aterosclerosis es el nombre de este proceso.

Síntomas de la Enfermedad Vascular Periférica

Muchos enfermos de enfermedad vascular periférica no muestran ningún síntoma. Al caminar, algunas personas, sin embargo, experimentan una fuerte molestia en las piernas que, en la mayoría de los casos, desaparece tras un breve período de descanso. "Claudicación intermitente" es la palabra médica para esta condición.

La incomodidad, que puede ser de leve a severa, a menudo desaparece después de un rato cuando descansas las piernas.

Aunque la incomodidad puede ser mayor en una pierna, con frecuencia ambas piernas se ven afectadas al mismo tiempo.

Otros Síntomas de la Enfermedad Vascular Periférica

Otros ejemplos de enfermedad vascular periférica son:

- Entumecimiento o debilidad en las piernas.
- Pérdida de cabello en piernas y pies.
- Uñas de los pies débiles y que se expanden lentamente.
- Llagas abiertas o úlceras en las piernas y los pies que no sanan.
- Alteraciones en el color de la piel de las piernas, como un tinte azulado o pálido.
- Piel suave
- Disfunción eréctil en hombres.
- Los músculos de sus piernas se están adelgazando (desgastando).

Los signos de enfermedad vascular periférica frecuentemente aparecen gradualmente con el tiempo. Si sus síntomas aparecen abruptamente o cambian de intensidad, esto puede indicar una condición peligrosa que debe tratarse de inmediato.

Angina (Dolor de Pecho)

Angina, el nombre del dolor relacionado con la enfermedad coronaria muy grave, generalmente se manifiesta como una presión en el pecho, dolor en el brazo, dolor en la mandíbula y otros tipos de molestias.

Sin embargo, un episodio de angina grave puede provocar una sensación penetrante de opresión o peso, generalmente en la mitad del pecho, que puede irradiarse a los brazos, el cuello, la barbilla, la espalda o el estómago.

Las molestias en el pecho pueden deberse a una obstrucción parcial de las arterias coronarias (angina). Puede ser una sensación levemente desagradable similar a la indigestión.

Sin embargo, un episodio de angina grave puede provocar una sensación penetrante de opresión o peso, generalmente en la mitad del pecho, que puede irradiarse a los brazos, el cuello, la barbilla, la espalda o el estómago.

El esfuerzo físico o los eventos estresantes pueden causar angina. La mayoría de las veces, los síntomas desaparecen en menos de 10 minutos y pueden controlarse con reposo o con una pastilla o spray de nitrato.

Dado que la forma y el grado de la experiencia de la angina varían mucho de una persona a otra, es preferible utilizar la palabra malestar en lugar de dolor para describirla. La mayoría de las personas no consideran que la angina sea dolorosa a menos que sea grave.

En esencia, la angina es un espasmo del músculo cardíaco. El esfuerzo físico o los eventos estresantes pueden causar angina.

Condición Cardíaca Congénita

La enfermedad cardíaca congénita es una frase general que puede referirse a una variedad de defectos cardíacos, muchos de los cuales son anomalías estructurales y funcionales provocadas por un desarrollo cardíaco inadecuado o alterado antes del nacimiento.

Algunas lesiones, como un defecto del tabique ventricular tan pequeño, nunca pueden causar ningún problema y ser compatibles con la actividad física regular y una vida normal.

En ciertas situaciones, como la coartación de la aorta, los síntomas pueden no aparecer durante muchos años. Si bien algunas afecciones cardíacas congénitas pueden controlarse solo con medicamentos, otras requieren uno o más procedimientos.

Condición Reumática del Corazón

Un trastorno conocido como cardiopatía reumática ocurre cuando las válvulas cardíacas se ven dañadas por la fiebre reumática, provocada por una infección estreptocócica.

Una condición inflamatoria llamada fiebre reumática puede dañar los tejidos conectivos del cuerpo, particularmente los del corazón, las articulaciones, el cerebro y la piel. La fiebre reumática aguda puede afectar a cualquier persona, aunque a menudo afecta a niños de entre cinco y quince años.

La cardiopatía reumática resultante puede ser permanente. En el Reino Unido, al menos ocho de cada 1000 recién nacidos nacen con una anomalía cardíaca.

Síntomas de la Afección Cardíaca Congénita

- Problemas respiratorios o dificultad para respirar.
- Cansancio y falta de energía.
- Piel con un tinte azul.
- Edema extenso de las extremidades.
- Un latido irregular del corazón.

Disección Aórtica y Aneurisma

Un aneurisma aórtico es un abultamiento (disección) similar a un globo que causa una hemorragia interna masiva.

Capítulo Tres

Los Factores de Riesgo de las Enfermedades del Corazón

Hay una variedad de factores de riesgo ya que la enfermedad cardiovascular es un grupo de enfermedades tan complicado. El hecho de que un gran número de factores de riesgo de enfermedad cardiovascular interactúen entre sí es un problema adicional.

Por ejemplo, la obesidad es un factor de riesgo para la diabetes tipo II, además de ser un factor de riesgo importante para el desarrollo de enfermedades cardiovasculares.

Como resultado, es difícil desarrollar algún tipo de fórmula sumativa para predecir la enfermedad cardiovascular en función de los factores de riesgo; lo único que se puede decir es que tener más factores de riesgo aumenta la probabilidad de desarrollar un tipo particular de enfermedad cardiovascular.

Los principales factores de riesgo de las enfermedades cardiovasculares se tratan con mayor profundidad a continuación.

De Fumar

Fumar aumenta de dos a cuatro veces el riesgo de desarrollar enfermedades coronarias. Fumar aumenta el riesgo de muerte cardíaca repentina en personas con enfermedad coronaria alrededor del doble en comparación con los no fumadores.

Incluso los no fumadores tienen un mayor riesgo de enfermedad cardíaca debido a la exposición al humo de segunda mano, según la British Heart Foundation, que estima que dicha exposición puede aumentar el riesgo de enfermedad coronaria hasta en un 25%. El tabaquismo tiene un impacto significativo en otras variables de riesgo.

Fumar aumenta el riesgo de enfermedades del corazón a través de vías bastante bien entendidas. El principal peligro está relacionado con la mayor propensión de los fumadores a la trombosis, que puede provocar un infarto de miocardio.

El aumento de la aterosclerosis, la presión arterial, la frecuencia cardíaca, el gasto cardíaco y el flujo sanguíneo coronario son otros procesos.

Fumar también eleva los niveles de monóxido de carbono en el cuerpo, que se unen a la hemoglobina y reducen el suministro de oxígeno a los tejidos corporales. Se estima que alrededor de mil millones de hombres y 250 millones de mujeres fuman todos los días en todo el mundo.

Obesidad

Incluso en ausencia de factores de riesgo adicionales, la obesidad, especialmente en personas con exceso de grasa alrededor de la cintura, aumenta el riesgo de enfermedades cardiovasculares.

El aumento de peso hace que el corazón trabaje más, aumenta la presión arterial, el colesterol y los niveles de triglicéridos, y disminuye los niveles de colesterol de lipoproteínas de alta densidad.

El riesgo de aterosclerosis y de embolia trombolítica puede verse elevado por todas estas causas. Como resultado, también es más probable que se desarrolle diabetes tipo II, otro factor de riesgo de enfermedad cardiovascular.

Diabetes

La capacidad de un individuo para mantener un nivel saludable de glucosa en la sangre se ve afectada por la diabetes. La diabetes tipo I y tipo II son las dos variaciones de la enfermedad. La diabetes insulinodependiente, otro nombre para la diabetes tipo I, es provocada por la falta de producción de insulina en el cuerpo.

El tipo más frecuente de diabetes, el tipo II, es provocado por una producción insuficiente de insulina por parte del cuerpo o por un procesamiento inadecuado de la insulina por parte de las células.

A través de niveles elevados de colesterol, hipertensión y aterosclerosis, cada uno de estos tipos puede aumentar la posibilidad de desarrollar enfermedades cardiovasculares. Las enfermedades cardíacas y la resistencia a la insulina están conectadas.

Según las proyecciones de la Organización Mundial de la Salud (OMS), hay más de 180 millones de diabéticos en el mundo y, para 2030, se espera que ese número se duplique con creces.

Hipertensión

Las enfermedades cardiovasculares y del sistema vascular están estrechamente asociadas con la presión arterial alta (hipertensión).

Debido a que el corazón tiene que trabajar más para bombear sangre, la presión arterial alta lo afecta, lo que hace que se espese y se endurezca; esto puede resultar en ataques al corazón.

La presión sobre las paredes de la vasculatura tiene un impacto en el sistema circulatorio y puede causar aneurismas y accidentes cerebrovasculares.

Una de cada cuatro personas en los Estados Unidos ha sido diagnosticada con hipertensión, una disminución con respecto a la década de 1980, cuando la incidencia era de casi una de cada dos. La presión arterial alta es un problema importante en las naciones industrializadas.

Altos Niveles de Colesterol de Lipoproteínas de Baja Densidad

El colesterol de lipoproteínas de baja densidad aumenta principalmente el riesgo de enfermedad cardiovascular al causar un aumento en la acumulación de placa de grasa aterosclerótica en los vasos sanguíneos. A diferencia de lo que se creía anteriormente, los hallazgos recientes indican que este es un proceso más activo, con el colesterol de lipoproteínas de baja densidad activando las células endoteliales para expresar moléculas de adhesión que aceleran la aterosclerosis.

En general, los niveles de colesterol han estado aumentando en todo el mundo y las estimaciones indican que esta tendencia continuará hasta 2030 (curiosamente, se prevé que los niveles disminuyan en América del Norte y Europa occidental).

Factores de Riesgo Adicionales Para Enfermedades Cardiovasculares

Otros factores de riesgo tienen un papel importante en el desarrollo de la enfermedad cardiovascular. El estilo de vida sedentario, por ejemplo, se considera un factor de riesgo importante.

Además de reducir el colesterol y la obesidad, la actividad física hace que el corazón y los músculos trabajen más para hacer circular la sangre por todo el cuerpo.

Otro factor de riesgo es el consumo de alcohol, que es complicado ya que un consumo moderado puede reducir el riesgo de enfermedades del corazón (debido a los polifenoles antioxidantes que evitan que el colesterol de lipoproteínas de baja densidad se oxide), mientras que el consumo excesivo aumenta el riesgo de enfermedades coronarias y accidentes cerebrovasculares (por aumento de la presión arterial).

La nutrición es otro factor de riesgo importante que se menciona con frecuencia. Una dieta deficiente afecta directamente las concentraciones de grasa del cuerpo, lo que aumenta el riesgo de colesterol alto y obesidad, el nivel de azúcar en la sangre, lo que aumenta el riesgo de diabetes tipo II, y el nivel de sal en la sangre, lo que aumenta el riesgo de presión arterial y accidente cerebrovascular.

Problemas del Corazón en los Hombres

En promedio, los hombres tienen enfermedades del corazón una década antes que las mujeres. La disfunción eréctil es otro síntoma de alerta temprana que pocas personas pueden pasar por alto. "Los problemas cardíacos con frecuencia predicen dificultades sexuales".

Positivamente, cualquier factor de riesgo que llame su atención, incluida la disfunción eréctil, puede conducir a una mejor atención preventiva.

Muchas personas creen erróneamente que la disfunción eréctil se define como la incapacidad de lograr o mantener una erección durante el tiempo suficiente para participar en una actividad sexual satisfactoria.

En realidad, sin embargo, la disfunción eréctil es más a menudo el resultado de un problema físico que de una condición relacionada con la edad.

El hecho de que el pene, al igual que el corazón, sea un órgano vascular es una de las principales razones por las que la disfunción eréctil se considera un indicador de la salud cardiovascular general.

Dado que las arterias del pene son considerablemente más pequeñas que las del corazón, el daño arterial se manifiesta allí primero, a veces años antes de los síntomas de la enfermedad cardíaca.

Existe un 80% de posibilidades de tener problemas cardíacos dentro de los 10 años para los hombres de 40 años que tienen problemas de erección pero no tienen otros factores de riesgo de enfermedades cardiovasculares.

Además, los niveles bajos de testosterona a veces se confunden con tener menos deseo sexual, pero también se sabe que están asociados con enfermedades cardíacas y diabetes tipo 2. Según la investigación, la testosterona baja podría considerarse un factor de riesgo metabólico y cardiovascular.

La testosterona baja está frecuentemente presente en individuos con síndrome metabólico u obesidad abdominal.

La diabetes y el síndrome metabólico son los dos principales factores de riesgo de las enfermedades cardíacas, junto con el exceso de azúcar en la sangre, los niveles anormales de colesterol y el exceso de grasa abdominal. El panorama total del riesgo cardíaco no solo incluye niveles bajos de testosterona.

Una vez más, el estrés, la furia y la ansiedad pueden reducir el flujo de sangre al corazón al aumentar la presión arterial y los niveles de la hormona del estrés. Algunos daños pueden manifestarse de inmediato. Por ejemplo, el riesgo de sufrir un ataque al corazón es aproximadamente cinco veces mayor y el riesgo de sufrir un derrame cerebral es tres veces mayor en las dos horas posteriores a un arrebato de ira.

Con el tiempo, las consecuencias del estrés continuo pueden agravar y dañar las arterias. Es más probable que las enfermedades del corazón afecten a los hombres, particularmente a aquellos que son desagradables o irritables. Los problemas sexuales relacionados con enfermedades cardíacas pueden exacerbar la preocupación o la tensión en las relaciones. El estrés también puede tener un impacto en el sueño, lo que tiene un impacto en la salud del corazón.

Cuando se trata de la salud del corazón, las variables físicas, emocionales y psicológicas están todas conectadas. Los hombres que experimentan estrés, tristeza o ansiedad persistentes deben obtener una evaluación inicial de todos los factores de riesgo para desarrollar una enfermedad cardíaca.

Enfermedad Cardíaca en Mujeres

En los Estados Unidos, la principal causa de mortalidad de las mujeres es la enfermedad cardiovascular. Las enfermedades del corazón matan siete veces más mujeres que el cáncer de mama, un hecho que muchas mujeres desconocen.

En 2018, 300 977 mujeres murieron por enfermedades del corazón. Comparativamente, 283 721 personas murieron de cáncer en general, 42 455 de ellas por cáncer de mama.

Toda enfermedad merece consideración, conciencia y acción. Sin embargo, no sabrá que necesita aprender más sobre las enfermedades del corazón si no sabe que representa un peligro tan importante. Y es posible que deje de tomar precauciones para reducir el riesgo.

Según un estudio, solo el 50% de las mujeres menores de 55 años que sufrieron un ataque cardíaco creían que estaban en riesgo antes del evento. Sin embargo, existían varios factores de riesgo para esas mismas damas. Eran simplemente ignorantes.

La incomodidad severa en el pecho que es un signo tradicional de un ataque al corazón en los hombres no afecta a muchas mujeres. Algunos informan sentirse sin aliento o sin energía. Otros síntomas inusuales incluyen náuseas y molestias en los hombros, el cuello y el abdomen.

En una investigación, las mujeres describieron tener cansancio severo y problemas para dormir hasta dos meses antes de sufrir un ataque al corazón.

Solo aproximadamente una de cada ocho mujeres tuvo molestias en el pecho durante un ataque al corazón, e incluso entonces, no lo caracterizaron como dolor sino como presión, dolor u opresión.

Ciertos ejemplos prueban que las mujeres pueden sufrir problemas cardíacos:

Diabetes

Las mujeres son más propensas a desarrollar enfermedades cardíacas que los hombres, tal vez porque las mujeres con diabetes tienen más probabilidades de verse afectadas por factores de riesgo adicionales como la obesidad, la hipertensión y el colesterol alto.

La diabetes niega el hecho de que las mujeres suelen tener enfermedades del corazón 10 años más tarde que los hombres. La diabetes duplica el riesgo de un segundo ataque al corazón y aumenta la posibilidad de insuficiencia cardíaca en mujeres que ya han sufrido un ataque al corazón.

Fumar Cigarrillos

Fumar aumenta el riesgo de ataque cardíaco en las mujeres más que en los hombres. Además, las mujeres tienen menos probabilidades de lograr dejar de fumar, y las que lo hacen tienen más probabilidades de recaer.

Además, es posible que las mujeres no consideren que el reemplazo de la nicotina sea tan útil, y dado que el período menstrual afecta los síntomas de abstinencia del cigarrillo, pueden tener resultados desiguales con los medicamentos antitabaco.

Desorden Metabólico

Este conjunto de problemas de salud, que incluye tener una circunferencia de cintura grande, presión arterial alta, intolerancia a la glucosa, colesterol de lipoproteínas de alta densidad bajo y triglicéridos altos, aumenta el riesgo de contraer diabetes, enfermedades cardíacas y accidentes cerebrovasculares.

Según la investigación, el síndrome metabólico es el principal factor de riesgo para las mujeres que sufren ataques cardíacos a una edad extremadamente temprana.

En los pacientes que se sometieron a una cirugía de derivación, el síndrome metabólico aumentó la probabilidad de muerte dentro de los ocho años para las mujeres más que para los hombres.

Lípido en la Sangre

El estrógeno natural de una mujer ayuda a protegerla contra las enfermedades cardíacas antes de la menopausia al aumentar el colesterol de lipoproteínas de alta densidad (bueno) y reducir el colesterol de lipoproteínas de baja densidad (malo).

Las mujeres tenían mayores niveles generales de colesterol que los hombres después de la menopausia. Sin embargo, es posible que esto no explique por completo el aumento repentino del riesgo de enfermedades cardíacas después de la menopausia.

El aumento de los triglicéridos es un factor significativo en el riesgo cardiovascular de las mujeres. El riesgo de morir por enfermedades del corazón en mujeres mayores de 65 años parece aumentar únicamente con lipoproteínas de alta densidad bajas y triglicéridos altos.

¿De qué Manera Difiere el Sistema Cardiovascular en Hombres y Mujeres?

Los investigadores han descubierto numerosas variaciones relacionadas con el sexo en el sistema cardiovascular. Estas sutiles variaciones, que con frecuencia ocurren a nivel microscópico, pueden tener un impacto en cómo hombres y mujeres desarrollan enfermedades del corazón. Varios casos incluyen:

Hemograma: los glóbulos rojos son más pequeños en las mujeres. Por lo tanto, las mujeres son menos capaces de absorber o transportar tanto oxígeno a la vez.

Hormonas: A diferencia de la testosterona en los hombres, los estrógenos y la progesterona predominan en las mujeres. Numerosos elementos del bienestar del corazón y la salud en general pueden verse afectados por estas hormonas.

Anatomía: el corazón y los vasos sanguíneos de las mujeres son más pequeños. Además, las paredes de sus ventrículos son más delgadas.

Cambios en los sistemas cardiovasculares: las mujeres se ven más afectadas que los hombres por los cambios de altitud o de postura corporal (como levantarse rápidamente después de acostarse). Las caídas intensas de la presión arterial o los desmayos son más comunes en las mujeres.

Capítulo Cuatro

¿Cómo Funcionan Las Dietas Alcalinas?

Todos los fluidos y tejidos biológicos tienen un pH que se controla de cerca dentro de un rango muy estrecho.

Cada tipo de célula, tejido y órgano, incluidos la sangre, los músculos y el estómago, tiene un determinado nivel de pH óptimo. El equilibrio ácido-alcalino o la homeostasis ácido-alcalina es el proceso de mantener los niveles de pH dentro de un cierto rango.

Los alimentos alcalinos tienen un efecto tónico en el cuerpo. La acidez de la sangre se equilibra con comidas alcalinas, lo que le da al cuerpo una bocanada de aire fresco y ayuda al cuerpo a regenerar y reparar las células dañadas.

La oxidación celular más rápida causada por alimentos ricos en ácido produce bombas de ácido que circulan en el torrente sanguíneo y causan estragos en el cuerpo.

Las dietas alcalinas son aquellas que prohíben por completo cualquier alimento que contenga ácidos. A veces se les llama "comidas eléctricas", ya que ayudan a la capacidad natural del cuerpo para repararse a sí mismo. Simplemente existen naturalmente; no están modificados, hibridados ni expuestos a radiación.

Los alimentos alcalinos hacen posible una mayor absorción de hierro, cobre y otras vitaminas y minerales esenciales que respaldan el sistema inmunológico.

Son alimentos que aumentan la alcalinidad de la sangre, lo que protege contra enfermedades e infecciones porque muchas bacterias prefieren un ambiente ácido para vivir.

El mantenimiento de niveles adecuados de pH en la sangre se puede hacer más fácil al identificar las comidas que tienen un efecto alcalinizante en el cuerpo.

La frase "dieta alcalina" describe un régimen de alimentación que hace hincapié en proporcionar al cuerpo los nutrientes y el sustento que necesita para estar saludable, activo y vibrante.

Las personas que tienen una inmunidad más fuerte, más energía y menos molestias se benefician de un mayor equilibrio ácido-alcalino en su cuerpo.

Las dietas alcalinas mejoraron la salud ósea al reducir la osteoporosis y el dolor artrítico, la digestión y las molestias gastrointestinales por úlceras, problemas intestinales y reflujo ácido, aumentaron la absorción de nutrientes y mejoraron la desintoxicación al equilibrar el equilibrio del pH del cuerpo.

Los seres humanos pueden recuperarse de cualquier enfermedad crónica cuando su sangre tiene un "pH normal o ligeramente alcalino".

¿Qué Beneficios Puede Ofrecer una Dieta Alcalina?

Los beneficios de una dieta alcalina incluyen:

1. Es extremadamente bajo en grasas, lo que protege contra enfermedades cardíacas y otros problemas cardíacos.

2. Libre de colesterol.

3. Está desprovisto de alcohol.

4. Previene y trata el cáncer.

5. Tanto previene como trata el accidente cerebrovascular.

6. Tratamiento y prevención del virus del herpes simple

7. Reduce y previene la hipertensión arterial.

8. Tiene muy bajo contenido de grasas saturadas, lo que reduce el riesgo de desarrollar afecciones cardíacas significativas.

9. No tiene azúcar refinada.

10. La diabetes se trata y se previene.

11. Asegurar que la mayoría de los participantes del programa pierdan peso.

¿Qué Alimentos Debe Evitar en una Dieta Alcalina?

Un plan completo de dieta alcalina renuncia a muchos elementos que no son naturalmente ácidos. La mayor parte de los alimentos que consume tienen un alto grado de acidez, lo que dificulta la capacidad del cuerpo para sanar y recuperarse. En una dieta alcalina, no puedes comer:

- Bebidas alcohólicas.

- Soja y productos elaborados a base de soja.

- Maíz.

- Productos lácteos.

- Azúcar.

- Carne de ave.

- Suplementos de vitaminas y minerales en los alimentos

- Ajo.

- Frutas cultivadas con organismos genéticamente alterados.

- Pescados y mariscos.

- Colores y sabores.

- Variedad de carnes.

- Huevos.

- Alimentos preparados

- Latas de fruta.

- Frutas que no tienen semillas.

- Alimentos que contengan polvo para hornear u otras sustancias, como levadura.

- Trigo.

- Comidas rápidas.

- Plantas que han sido manipuladas genéticamente.

Cómo Deshacerse de las Sustancias que Causan Enfermedades y Prevenir los Síntomas

Primero debemos aprender cómo "eliminar la causa" porque la mayoría de las dolencias debilitantes se desarrollaron como resultado de toxinas autogeneradas causadas por comidas no digeridas.

Esto solo sugiere que debemos dejar de comer "comidas que forman ácido", que acidifican nuestro tejido corporal y deterioran la capacidad de nuestras células para absorber oxígeno.

La principal causa subyacente de la mayoría de las dolencias son las dietas productoras de ácido. Primero debemos comprender los principios de cómo lograrlo para tratar la raíz del problema y sus síntomas.

Las células corporales tóxicas y de baja calidad debilitan la capacidad de su sistema inmunológico para protegerse y defenderse contra todas las causas y situaciones de enfermedad; comprender cómo tratar estos motivos le ayudará a evitarlo.

Aprenda a comer alimentos alcalinos, deje de comer comidas que causan acidez y viva una vida libre de toxinas.

Algunas Frutas y Verduras Alcalinas que Pueden Ayudarte

Verduras Alcalinas

Arame, rúcula silvestre, tomate cherry y ciruela, pepino, wakame, lechuga excepto iceberg, nori, berro, tomatillo, grelos, cebolla, calabaza, okra, hijiki, verdolaga, verdolaga, aguacate, flor y hoja de izote, col rizada, Champiñones excepto shitake, pimiento morrón, chayote, calabacín, nopales, aceitunas, dulse, garbanzos, hojas de diente de león y amaranto.

Frutas Alcalinas

Cocos, papayas, melones, higos, uvas, sopas agrias, ciruelas pasas, plátanos, manzanas, peras, limas, higos chumbos, cerezas, naranja, grosellas, pasas, melocotones, ciruelas, mango, bayas, dátiles y melón.

Granos Alcalinos

Fonio, Centeno Tef, Kamut, Amaranto, Quinoa, Arroz Salvaje y Espelta.

Especias y Condimentos Alcalinos

Eneldo, Achiote, Habanero, Salvia, Ajedrea, Albahaca, Tomillo, Hoja De Laurel, Clavo De Cayena, Cebolla En Polvo, Albahaca Dulce, Sal Marina Pura, Orégano, Alga Granulada En Polvo Y Estragón.

Hierbas Alcalinas

Manzanilla, hinojo, frambuesa roja, saúco y tila, cebolla en polvo, albahaca, cayena, jengibre, bardana, orégano... y muchos más.

Capítulo Cinco

Enfermedades del Corazón y Enfoque de Tratamiento

Existen diferentes métodos tradicionales utilizados en el tratamiento de problemas cardíacos, ya que existen diferentes tipos de problemas cardíacos con diferentes causas.

En el transcurso de la escritura de este libro, le mostraré diferentes métodos, como el uso de hierbas alcalinas terapéuticas, el empleo de fisioterapia especialmente para pacientes con derrames cerebrales y el consumo de dietas curativas que contienen una cantidad reducida de grasas, colesterol y ácidos.

El primer paso para este tratamiento es la desintoxicación. La desintoxicación ayuda al cuerpo a deshacerse de sustancias (como depósitos de grasa, toxinas, exceso de ácido... y más) que se acumulan en el cuerpo.

Las hierbas que se pueden utilizar para la desintoxicación son:

Raíz de ortiga, planta de nopal, planta de musgo marino, saúco, hoja de tilo y raíz de bardana.

Tenga cuidado de limpiar a fondo esta planta con agua corriente después de recolectarlas. Para secarlos, colóquelos directamente al sol.

Preparando las Hierbas

- Asegúrese de que las plantas estén completamente secas antes de guardarlas en un recipiente seco y estéril.

- Pulverícelos hasta obtener un polvo fino.

- Mezcle una cucharada de cada una de las hierbas antes mencionadas con dos vasos de agua alcalina o de manantial.

- Colóquelo cerca de una fuente de calor y espere a que hierva.

- Después de tres minutos de hervir, o cuando veas que empiezan a salir los fitoconstituyentes y el color del agua ha cambiado, retira del fuego.

- Simplemente retire la hierba del calentador y deje que se enfríe durante un par de minutos antes de consumirla, aunque es ideal consumir las hierbas calientes para que se reduzca el amargor.

- Se debe tomar una taza de la hierba por la mañana y por la noche durante dos semanas.

A lo largo de este proceso, también puede consumir una amplia gama de otras frutas y verduras, como sandía, bayas, champiñones, calabacín, plantas de cactus y verduras de hoja verde. Las opciones adicionales incluyen jugo de tamarindo y agua. No es necesario que coma comidas sólidas durante estas dos semanas de desintoxicación, incluso si están en las listas dietéticas. Los granos, las nueces y las semillas no son alimentos permitidos. Cuando termine el proceso de tratamiento, puedes consumirlos.

Beneficios que Brindan las Hierbas Alcalinas Desintoxicantes

Las hierbas antes mencionadas ayudan al cuerpo con las siguientes tareas:

- Rejuvenecimiento corporal.
- Eliminar los venenos de los desechos corporales.

- Elimina el exceso de grasa corporal.
- Proliferan las células del cuerpo.
- Estimula y purifica la sangre.

Problemas Cardíacos Tratados con Hierbas Terapéuticas Alcalinas

Desde los albores de la civilización, las hierbas se han utilizado como medicinas. Los pacientes con insuficiencia cardíaca congestiva, hipertensión sistólica, angina de pecho, aterosclerosis, insuficiencia cerebral, insuficiencia venosa, arritmia... y más, se han beneficiado de la terapia a base de hierbas para enfermedades cardiovasculares.

Sin embargo, muchas de las hierbas medicinales que se usan actualmente no han recibido una evaluación científica exhaustiva y algunas pueden tener consecuencias adversas sustanciales e interacciones medicamentosas significativas.

Las hierbas siempre han jugado un papel importante en la sociedad y han sido muy apreciadas por sus beneficios terapéuticos. La digitoxina de Digitalis purpurea (dedalera), la salicina (la fuente de la aspirina) de Salix alba (corteza de sauce) y la reserpina de Rauwolfia serpentina (raíz de serpiente), la efedrina de Ephedra sinica (ma-huang), por nombrar algunas, son solo algunas ejemplos de las numerosas contribuciones hechas por la medicina herbaria a las preparaciones de medicamentos comerciales que se producen hoy en día.

Hierbas para el Tratamiento de la Angina
Espino (especie Crataegus)

Una variedad de especies de Crataegus, incluidas Crataegus oxyacantha, Crataegus monogyna y Crataegus pinnatifida en Occidente y Crataegus pinnatifida en China, se conocen colectivamente como Crataegus espino.

Este nombre ha ganado reconocimiento en la literatura herbal contemporánea como un tónico vital para el sistema cardiovascular que es especialmente útil para la angina.

Las procianinas oligoméricas, los flavonoides y las catequinas son solo algunos de los compuestos fisiológicamente activos que se encuentran en las hojas, flores y frutos de Crataegus. Según investigaciones recientes, el extracto de Crataegus puede suprimir la producción de tromboxano y tiene cualidades antioxidantes.

Además, cuando las ratas se alimentan con una dieta hiperlipidémica, el extracto de Crataegus contrarresta el aumento de los niveles de colesterol, triglicéridos y fosfolípidos en las lipoproteínas de baja y muy baja densidad; esto sugiere que puede retrasar el desarrollo de la aterosclerosis.

Además, Crataegus reduce la acumulación de colesterol en el hígado al acelerar la conversión del colesterol en ácidos biliares e inhibir la producción de colesterol.

Otro estudio encontró que grandes dosis de extracto de Crataegus tienen efectos cardioprotectores en corazones con reperfusión isquémica sin aumentar el flujo sanguíneo coronario.

En resumen, Crataegus tiene un impacto hipotensor modesto, mejora la perfusión coronaria, inhibe la aterogénesis y tiene efectos inotrópicos positivos y cronotrópicos negativos.

En una investigación se demostró que un extracto de Crataegus mejora significativamente la función cardíaca en personas con insuficiencia cardíaca de clase II de la New York Heart Association. La presión arterial sistólica dividida por la frecuencia cardíaca fueron los parámetros clave de análisis del estudio.

El espino apenas tiene consecuencias negativas. De hecho, Crataegus tiene un riesgo arritmogénico posiblemente más bajo que otros medicamentos inotrópicos como epinefrina, amrinona, milrinona y digoxina porque puede prolongar el período refractario efectivo, mientras que los demás tratamientos acortan este parámetro.

Salvia miltiorrhiza

Salvia miltiorrhiza (dan-shen), originaria de China y prima cercana de la salvia occidental Salvia officinalis La raíz de S. miltiorrhiza es un sedante, refrescante y estimulante circulatorio utilizado en la medicina tradicional china.

Se ha demostrado que Salvia miltiorrhiza ensancha las arterias coronarias en todas las dosis, al igual que P notoginseng, lo que sugiere que puede ser beneficiosa como medicamento antianginoso.

Además, dependiendo de su concentración, S miltiorrhiza tiene un efecto variable en otras arterias, lo que hace que sea menos probable que sea eficaz en el tratamiento de la hipertensión.

En el miocardio isquémico, Salvia miltiorrhiza parece tener un efecto protector, acelerando la restauración de la fuerza contráctil después de la reoxigenación.

Debido a sus propiedades de eliminación de radicales libres, se ha demostrado recientemente que S miltiorrhiza protege las membranas mitocondriales cardíacas contra el daño por isquemia-reperfusión y la peroxidación lipídica.

Hierbas para el tratamiento de la aterosclerosis

Ajo (*Allium sativum*)

El Ajo (*Allium sativum*) ha sido apreciado durante mucho tiempo por sus cualidades terapéuticas además de su uso en las comidas. Un remedio natural que ha sido estudiado más a fondo por la comunidad científica es el ajo.

El uso del ajo para reducir la aterosclerosis ha llamado mucho la atención en las últimas décadas. Se ha demostrado que el ajo tiene varios beneficios cardiovasculares positivos, al igual que muchos de los otros remedios herbales mencionados anteriormente.

Estos beneficios, que incluyen la disminución de la presión arterial, la prevención de la agregación plaquetaria, la mejora de la actividad fibrinolítica, la reducción de los niveles séricos de colesterol y triglicéridos y la preservación de las características elásticas de la aorta, han sido demostrados en varias investigaciones.

Se ha demostrado que consumir cantidades sustanciales de ajo fresco (0,25 a 1,0 g/kg, o alrededor de 5-20 dientes de tamaño medio de 4 g en una persona que pesa 78,7 kg) produce los beneficios positivos indicados anteriormente.

Además, se han investigado los efectos reductores de la presión arterial del ajo en personas hipertensas.

El uso moderado de ajo tiene pocos efectos negativos además de un olor en el aliento y el cuerpo. Sin embargo, comer más de cinco dientes al día puede causar acidez estomacal, flatulencia y otros problemas gastrointestinales. El ajo se ha relacionado con respuestas alérgicas en ciertas personas, con mayor frecuencia dermatitis alérgica de contacto.

Enfermedad Vascular Cerebral y Periférica
Ginkgo biloba (árbol de doncella)

El ginkgo biloba (árbol de doncella), que existe desde hace más de 200 millones de años, parece haber sido salvado de la extinción por los humanos, ya que todavía está vivo en los jardines de los templos del Lejano Oriente mientras se extinguió en Occidente durante milenios. En 1730, fue devuelto a Europa y rápidamente se convirtió en un popular árbol decorativo.

El extracto de G. biloba contiene al menos dos categorías de constituyentes que tienen efectos farmacológicos positivos. Los flavonoides actúan como captadores de radicales libres y disminuyen la permeabilidad y fragilidad capilar. Sin influir significativamente en la presión arterial, los terpenos (es decir, ginkgólidos) bloquean el factor activador de plaquetas, reducen la resistencia vascular y mejoran el flujo circulatorio.

Se usa para tratar la insuficiencia cerebral y su impacto en el vértigo, el tinnitus, la memoria y el estado de ánimo, según un estudio. Además, parece ser eficaz en el tratamiento de trastornos vasculares periféricos, como la claudicación intermitente y la retinopatía diabética.

Según estudio, puede reducir considerablemente la isquemia en los músculos durante el ejercicio como lo indica la presión parcial transcutánea de oxígeno. Puede ser beneficioso en el tratamiento de la claudicación intermitente y la enfermedad arterial periférica en sentido amplio debido a su rápida actividad antiisquémica.

Hierbas para el Tratamiento de la Hipertensión
Rauwolfia serpentina **(raíz de serpiente)**

La medicina ayurvédica hindú ha utilizado durante mucho tiempo la raíz de R serpentina (raíz de serpiente), la fuente natural del alcaloide reserpina.

La raíz de R. serpentina se usó originalmente para tratar la hipertensión y las psicosis en 1931, según la literatura india.

Uno de los primeros medicamentos que se utilizó ampliamente para tratar la hipertensión sistémica fue la reserpina. Actúa impidiendo de forma permanente que las aminas biogénicas (como la norepinefrina, la dopamina y la serotonina) entren en las vesículas de almacenamiento de las neuronas adrenérgicas centrales y periféricas, dejando a las catecolaminas vulnerables a la degradación por la monoaminooxidasa intraneuronal en el citoplasma.

Al reducir el gasto cardíaco, la resistencia vascular periférica, la frecuencia cardíaca y la producción de renina, la reserpina reduce la presión arterial. El uso de reserpina ha disminuido como resultado del desarrollo de medicamentos antihipertensivos alternativos con menos efectos secundarios sobre el sistema nervioso central.

La reserpina debe tomarse por vía oral una vez al día en dosis de 0,25 mg o menos, o incluso 0,05 mg cuando se combina con un diurético. La dosis típica para adultos que usa la raíz entera es de 50 a 200 mg/d administrados una vez al día o en dos dosis separadas.

Se desaconseja el uso de alcaloides de Rauwolfia en aquellas personas que previamente hayan mostrado sensibilidad a los mismos, tengan antecedentes de enfermedad mental, especialmente si tienen pensamientos suicidas, tienen colitis ulcerosa activa o enfermedad ulcerosa péptica, o están en tratamiento electroconvulsivo.

La sedación y la incapacidad para concentrarse y manejar actividades difíciles son los efectos secundarios más frecuentes. El uso de reserpina debe suspenderse ante el primer síntoma de depresión, ya que puede crear depresión mental, lo que ocasionalmente puede conducir al suicidio.

Otras Hierbas para la Hipertensión son:

- Planta de flor de mano (Flor de Manita).
- Dientes de leon.
- Raíz de bardana.
- Planta de centeno.

Planta de flor de mano (Flor de Manita)

La planta mexicana conocida como "planta de flor de mano" o "Flor de Manita", se usa principalmente para tratar afecciones relacionadas con el corazón. Tanto la presión arterial alta como la baja pueden tratarse eficazmente con esta hierba. Esto indica que tiene un componente altamente efectivo que puede mantener los niveles de presión arterial.

Con el uso de esta hierba, se mantiene el nivel de colesterol en la sangre y también ayuda con el tratamiento de problemas de salud cardiovascular.

Diente de león verde

El diente de león es naturalmente diurético, lo que significa que mejora tanto la frecuencia como la calidad de la micción. Como resultado, ayuda a reducir la presión arterial. Esto se debe al hecho de que orinar es una de las mejores formas de reducir la presión arterial.

Raíz de Bardana

Aunque no está bien reconocido, el té de bardana puede reducir los niveles de presión arterial. Los altos niveles de potasio en la bardana ayudan a relajar las venas y las arterias y alivian el estrés en el corazón y el sistema circulatorio.

Como resultado, ayuda a reducir el riesgo de ataques cardíacos, accidentes cerebrovasculares, aterosclerosis (una afección en la que se acumula placa dentro de las arterias) y muchos otros problemas cardiovasculares.

Planta de Centeno

La planta de centeno es una hierba saludable para el corazón bien conocida que se puede consumir con regularidad. El magnesio, que promueve la salud del corazón y controla la presión arterial, es abundante en él. Además, tiene mucha fibra soluble, lo que ayuda a reducir el colesterol.

Preparación de Hierbas y Dosis

- Enjuague cada planta individualmente para eliminar la suciedad.

- Después de secar las hierbas, pulverícelas.

- Colóquelos en varios recipientes con tapa para evitar que se humedezcan.

- Mezcle 3–4 tazas de agua alcalina o de manantial con media cucharadita de cada una de las hierbas.

- Coloque en su olla y deje hervir durante cuatro a cinco minutos.

- Asegúrese de vaciar el contenido en el agua antes de retirarlo del fuego; esto provocará un cambio en el color del agua.

- Apague el fuego y deje que se enfríe.

- Escurra la comida antes de comer.

- Hasta que esté completamente bien, estas hierbas deben tomarse por la mañana y por la noche.

Solución de Fisioterapia para Problemas Cardíacos

La fisioterapia es una rama de la medicina alternativa que utiliza la manipulación física para mejorar la movilidad, la función y el bienestar general del paciente.

La rehabilitación física, la prevención de lesiones, la salud y el estado físico son todos los beneficios de la fisioterapia. Los fisioterapeutas lo involucran en su propia curación.

Cuando se combina con atención médica regular, la fisioterapia torácica tiene más éxito que la atención médica sola para reducir el malestar y la disnea y eliminar las secreciones torácicas.

Cuando se combina con el tratamiento médico, el beneficio estimado de los programas de rehabilitación cardíaca en pacientes con enfermedades cardiovasculares es casi el doble que cuando se utiliza únicamente el tratamiento médico.

Los fisioterapeutas empleaban comúnmente el abordaje manual y el drenaje postural; sin embargo, se cree que los pacientes con enfermedades cardiovasculares graves tienen una reacción adversa relativa al drenaje postural con la cabeza hacia abajo. En un adulto sano, una breve sesión de drenaje postural con la cabeza hacia abajo de 30 grados puede reducir la frecuencia cardíaca, la presión arterial media y la duración diastólica.

Lo siguiente puede ser realizado por un fisioterapeuta:

- Ejercicios de respiración con presión positiva intermitente: Cualquier efecto negativo en este punto se observa cuidadosamente ya que los ejercicios de respiración promueven el retorno venoso y la respiración con presión positiva intermitente reduce el retorno venoso.

- El masaje de las pantorrillas para disminuir el riesgo de trombosis venosa profunda.

- Relajación autoinducida para disminuir la tensión emocional.

- Juego de pies imprudente. (Se recomienda encarecidamente un movimiento vigoroso del pie). La primera terapia debe ser sentarse con ayuda.

Los ejercicios enumerados a continuación se realizan sentado con ayuda.

- Cada pie realiza abducciones y aducciones activas.
- Flexión y extensión activa del pie.
- La flexión y extensión de cada pierna.

Los siguientes ejercicios se realizan mientras se está acostado. En el trabajo cardíaco, acostarse es una mejora para sentarse, ya que hacerlo aumenta el retorno venoso.

- Acuéstese de lado. Atrapamiento de pierna
- Mentir con frecuencia. Alargamiento de piernas
- Acostado en decúbito supino. Cada rodilla contrae su cuádriceps.

Además de los ejercicios antes mencionados, que se realizan diariamente durante una semana, el paciente puede sentarse en la cama durante aproximadamente media hora y usar una silla de ruedas para ir al baño.

Dos personas deben subir y bajar a los pacientes de las camas. Se cree que el gasto cardíaco aumenta en aproximadamente un 40% cuando levantarse de la cama requiere esfuerzo.

- Puede pasar hasta dos horas sentado en la cama.
- El paciente puede moverse alrededor de la cama.
- El paciente es libre de moverse por el espacio de la habitación.
- El paciente puede ir al baño a pie.

Ejercicio de Cintura

1. Párese derecho e inclinado hacia atrás con los pies separados y los brazos extendidos sobre la cabeza. Seis veces, hasta veinte veces.

2. Haga círculos completos con la parte superior del cuerpo comenzando desde las caderas mientras está de pie con los pies separados y las manos detrás del cuello. Dos círculos en una dirección, seguidos de dos en la opuesta. Se agregan 10 círculos en cada lado a medida que avanza.

Ejercicio de Respiración

- Mientras está sentado, levante la pierna diferente seis veces. Gradualmente progrese a 20 veces.
- Mientras está acostado de lado, abduce cada pierna 10 veces. Gradualmente progrese a 20 veces.

Dieta Alcalina para un Corazón Sano

Hay muchas dietas alcalinas disponibles que pueden ayudarlo a controlar muy bien su corazón. Estas dietas se pueden preparar con el empleo de los elementos de la lista de alimentos alcalinos.

Puede obtener algunas de las dietas alcalinas en mi libro
Dr. Sebi Enfermedades pulmonares Dieta alcalina y
hierbas (Esther Gbemy) y Dietas alcalinas naturales, agua
y hierbas medicinales para el herpes (Esther Gbemy).

Referencias

Edward Nason. An overview of cardiovascular disease and research. WR-467-RS January 2007.

Ezzati, Lopez, Rodgers and Murray (2004) Comparative Quantification of Health Risks: Global and Regional Burden of Disease Attribution to Selected Major Risk Factors, World Health Organisation, Chapter 7.Availableat:http://www.who.int/publications/cra/chapters/volume1 /0391-0496.

Ganjia, Kamannaa and Kashyap (2003) Niacin and cholesterol: role in cardiovascular disease (review), The Journal of Nutritional Biochemistry, 114:6 , 298-305

Rosemary Samios. Physiotherapy In A Coronary Care Unit. School of Physiotherapy Aust. J.. Physiother., XVII, 2, Jnne, 1971.

Smith, Fischer and Sears (2000) "Environmental Tobacco Smoke, Cardiovascular Disease, and the Nonlinear Dose-Response Hypothesis", Toxicological Sciences, 554, 462-472.